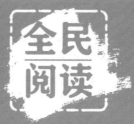

全民阅读

总主编
何清湖

中医养生进家庭口袋本丛书

增强免疫力

主编／黄琦

U0127672

全国百佳图书出版单位
中国中医药出版社
·北京·

图书在版编目（CIP）数据

增强免疫力 / 何清湖总主编；黄琦主编 . -- 北京：
中国中医药出版社，2024.4
（全民阅读 . 中医养生进家庭口袋本丛书）
ISBN 978 - 7 - 5132 - 8672 - 5

Ⅰ . ①增⋯　Ⅱ . ①何⋯ ②黄⋯　Ⅲ . ①免疫学 - 基本
知识　Ⅳ . ① R392

中国国家版本馆 CIP 数据核字（2024）第 053238 号

中国中医药出版社出版
北京经济技术开发区科创十三街 31 号院二区 8 号楼
邮政编码　100176
传真　010-64405721
山东临沂新华印刷物流集团有限责任公司印刷
各地新华书店经销

开本 787×1092　1/32　印张 3.25　字数 60 千字
2024 年 4 月第 1 版　2024 年 4 月第 1 次印刷
书号　ISBN 978 - 7 - 5132 - 8672 - 5

定价　29.80 元
网址　www.cptcm.com

服务热线　010-64405510
购书热线　010-89535836
维权打假　010-64405753

微信服务号　zgzyycbs
微商城网址　https://kdt.im/LIdUGr
官方微博　http://e.weibo.com/cptcm
天猫旗舰店网址　https://zgzyycbs.tmall.com

作为我国优秀传统文化的瑰宝，中医药在治病养生方面做出了卓越贡献，是具有中国特色的文化符号和医疗资源。在国家一系列政策和法律法规的支持下，中医药事业不断向前发展，发挥着越来越重要的作用。2022年3月，国务院办公厅印发《"十四五"中医药发展规划》，其中提出，要提升中医药健康服务能力，提升疾病预防能力，实施中医药健康促进行动，推进中医治未病健康工程升级。在"中医药文化弘扬工程及博物馆建设"内容中提出，要推出一批中医药科普节目、栏目、读物及产品，建设中医药健康文化知识角。2022年11月，国家中医药管理局等八部门联合印发了《"十四五"中医药文化弘扬工程实施方案》，明确提出要"打造一批中医药文化品牌活动、精品力作、传播平台"，重点任务中包括"加大中医药文化活动和产品供给，每年度打造一组中医药文化传播专题活动，广泛开展中医药健康知识大赛、文创大赛、短视频征集、文化精品遴选、悦读中医等系列活动"。

中华中医药学会治未病分会作为治未病领域的权威学术团体，拥有优质的学术平台和专家资源，承担着推动我国治未病与养生保健行业良性发展的重任，我们以创作、出版优质的中医治未病与养生保健科普作品，传播权威而实用的健康教育内容为己任。把中医药文化融入建设文化强国、增强文化自信的大格局中，加大中医药文化传播推广力度，为中医药振兴发展厚植文化土壤，为健康中国建设注入源源不断的文化动力，是中医药学者进行科普创作的核心基调。为此，我们联合中国中医药出版社推出这套《全民阅读·中医养生进家庭口袋本丛书》，在内容创作和风格设计方面下足功夫，发挥了中华中医药学会治未病分会专家在科普创作方面的集体智慧和专业水准。

《黄帝内经》有云"圣人不治已病治未病"，养生的基本原则在于"法于阴阳，和于术数，食饮有节，起居有常，不妄作劳"，养生保健的重点是阴阳气血的平衡、脏腑经络的调和。本套丛书涵盖了保养肾、补阳气、充气血、护心神、强健肺、祛寒湿、调脾胃、通经络、养护肝、增强免疫力10个日常养生保健常见的热门主题，每册书都图文并茂，通俗易懂，是兼顾不同年龄、不同人群的趣味科普读物。每册书分别介绍了以上 10 个主题所涉及的常用穴位、家常食物、常用中药、家用中成药等，并融汇食疗方、小验方等，轻松易学，照着书中的养生方法坚持去做，能够取得良好的养生保健效果。

本套丛书的编写得到了中医药领域诸多专家的大力支持，感谢湖南中医药大学、湖南医药学院、浙江中医药大学、中国中医科学院西苑医院、湖南中医药大学第一附属医院、上海中医药大学附属曙光医院、广西中医药大学第一附属医院、浙江省中医院、佛山市中医院、中和亚健康服务中心、谷医堂（湖南）健康科技有限公司等相关单位的支持与热情参与。由于时间仓促，书中有尚待改进和不足之处，真诚希望各位专家、读者多提宝贵意见，以便我们在后续修订时不断提高。

中华中医药学会治未病分会主任委员　　　何清湖
湖南医药学院院长

2024 年 2 月

中医学所讲的免疫力，指的就是人体的正气。《黄帝内经》中记载"正气存内，邪不可干"，意思是一个人的正气充足，外邪就不能侵犯身体而致病。相反，一个人的正气虚弱，外邪就会乘虚而入，导致疾病发生。那么，如何培养身体的正气呢？最直接的办法就是养护五脏，五脏坚实，正气就充足，免疫力就强。

中医学认为，肾为先天之本，肾气充足，生命力就强；肺主一身之气，肺强健则呼吸顺畅；脾为后天之本，脾不虚，病不找；肝主藏血，肝好则气血充沛，有精神；心是人体的君王，心强脑不衰，血管通畅寿命长。因此，想增强免疫力，必先养五脏。

另外，根据四季变化来保养身心，也是增强免疫力的重要途径。春养肝，夏护心，秋润肺，冬补肾，四季健脾保平安。

本书重点介绍了增强免疫力的方法和妙招，包括穴位按摩、食疗营养、药物调治、验方调理等方面，内容通俗易懂，轻松易学，大家照着书中的方法去做，就能使自己身体倍儿棒，百邪不侵!

黄　琦

2024 年 2 月

目 录

扫描二维码
有声点读新体验

养肾强先天 20 招
腰不酸，耳不聋，精力旺盛

养肺补正气 20 招
肺强健，少感冒，不咳喘

三 养脾促消化 20 招
吃饭香，消化好，身体结实

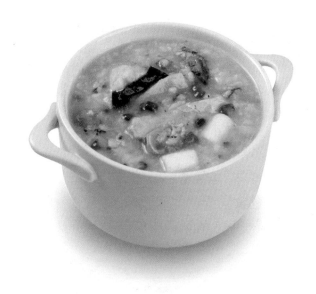

四

养肝补气血 20 招
肝气顺，心情好，身体棒

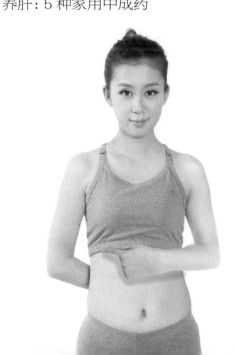

五 养心护血管 19 招
心神宁，睡眠安，血管通，人年轻

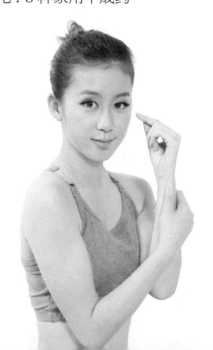

六

四季强体质 23 招
春夏秋冬病不扰

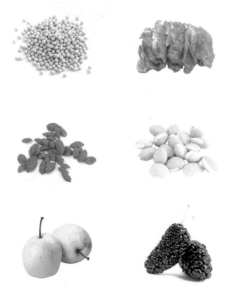

3 种常见疾病对症调理
增强免疫力，病痛无影踪

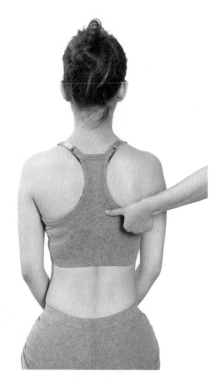

一

养肾强先天 20 招

腰不酸，耳不聋，精力旺盛

扫描二维码
有声点读新体验

肾气不足
有哪些常见表现

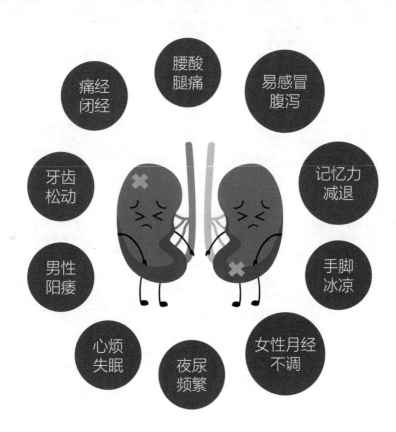

痛经闭经

腰酸腿痛

易感冒腹泻

牙齿松动

记忆力减退

男性阳痿

手脚冰凉

心烦失眠

夜尿频繁

女性月经不调

养肾：
4 大常用穴位

对症按摩调理方

取穴原理	涌泉穴为养肾第一穴，按摩该穴可使人肾精充沛、精神充足。
功效主治	增强肾气，强筋壮骨。主治神经衰弱、倦怠无力、小便不利、阳痿、遗精、更年期综合征等。
穴名由来	"涌"，外涌而出；"泉"，泉水。该穴为肾经经脉的第一穴，它连通肾经的体内与体表经脉，肾经体内经脉中高温高压的水液由此外涌而出体表，故名。

按揉涌泉穴

操作方法

用食指指腹按揉涌泉穴 2~3 分钟。

涌泉穴

定位

5 个足趾背屈，足底掌心前面（足底中线前 1/3 处）正中凹陷处即是。

<table>
<tr><td rowspan="3">按揉肾俞穴</td><td>取穴
原理</td><td>肾俞穴为肾的背俞穴，是补肾要穴。按摩肾俞穴可起到培补肾元的作用。</td></tr>
<tr><td>功效
主治</td><td>护肾强肾，滋补肾阳。主治腰膝酸软、阳痿遗精、不育、月经不调等。</td></tr>
<tr><td>穴名
由来</td><td>"肾"，肾脏。该穴为肾脏之气转输之处，是调治肾脏疾病的重要穴位。</td></tr>
</table>

操作方法

用双手拇指指腹按揉肾俞穴 50~60 次，两侧同时或交替进行。

定位

两侧肩胛骨下缘的连线与脊柱相交处为第 7 胸椎，往下数 7 个椎骨棘突下，旁开 1.5 寸即是。

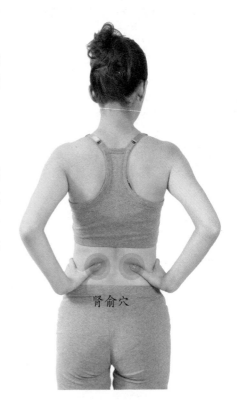

肾俞穴

取穴原理	关元穴是益肝肾、调冲任的要穴，按摩关元穴可使肾气活跃，补充肾气。
功效主治	培元固本，调气回阳。主治肾虚腰酸、脱发、男性性功能障碍等。
穴名由来	"关"，关藏；"元"，元气。该穴为关藏人体元气之处。

按揉关元穴

操作方法

用食指指腹按揉关元穴，每次2~3分钟。

定位

从肚脐正中央向下量3寸，即肚脐中央向下 四横指处即是。

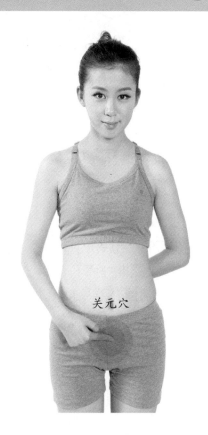

关元穴

按揉命门穴

取穴原理
命门穴为督脉上的穴位，被人们称为"烈火之穴"，按摩命门穴可强腰膝、补肾气。命门穴和肾俞穴相配能补益肾气。

功效主治
补肾壮阳，培元固本，强健腰膝。主治腰膝酸冷、四肢发凉、精神疲倦、浑身乏力、男性阳痿早泄、女性不孕等。

穴名由来
"命"，生命；"门"，门户。该穴在第2腰椎棘突下，两肾俞之间，为元气之根本、生命之门户，故名。

操作方法
用拇指指腹按揉命门穴2~3分钟。

定位
本穴在腰部，当后正中线上，第2腰椎棘突下凹陷中，与肚脐相平对的区域。

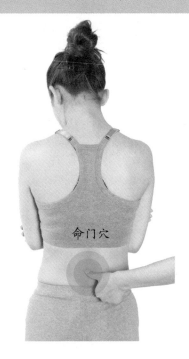

命门穴

养肾：
4 种家常食物

猪肾

性味归经： 性平，味咸；归肾经。

功能： 补肾益阴。用于久咳不愈、虚羸喘乏、乍寒乍热、身面浮肿等。

用法： 炒食、煲汤。

禁忌： 血脂偏高者不宜食用。

海参

性味归经： 性温，味甘、咸；归肝、肾经。

功能： 补肾益精，养血润燥。用于高血压、遗尿、皮肤干燥等。

用法： 煮粥、清炖。

禁忌： 肾炎患者及脾虚、痰多者禁食。

羊肉

性味归经： 性温，味甘；归脾、肾经。

功能： 健脾温中，补肾壮阳，益气养血。用于虚劳羸瘦、腰膝酸软、产后虚寒腹痛等。

用法： 炒食、煲汤、烤制。

禁忌： 发热患者不宜食用。

甲鱼

性味归经： 性温，味甘、咸；归肝、肾经。

功能： 滋阴补肾，清退虚热。用于阴虚内热、低热盗汗、心烦意乱等。

用法： 清蒸、炖汤。

禁忌： 脾胃虚寒、水肿、高脂蛋白血症患者不宜食用。

养肾：
4 种常用中药

补骨脂

性味归经：性温，味辛、苦；归脾、肾经。

功效主治：补肾壮阳。用于命门火衰所致之腰膝冷痛、阳痿、遗精、尿频、遗尿等。

用法：1 ~ 3 克，煎服。

禁忌：阴虚火旺及大便秘结者忌服。

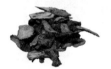

肉苁蓉

性味归经：性温，味甘、咸；归肾、大肠经。

功效主治：补肾阳，益精血。用于肾阳不足所致之阳痿、早泄、不孕、腰膝酸软等。

用法：3 ~ 5 克，煎服。

禁忌：相火偏旺、胃弱便溏、实热便结者禁服。

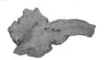

锁阳

性味归经：性温，味甘；归肝、肾、大肠经。

功效主治：补肾壮阳，温精益血。用于肾阳虚衰所致之阳痿、早泄、不孕等。

用法：1 ~ 3 克，煎服。

禁忌：阴虚火旺、脾虚泄泻及实热便秘者禁服。

淫羊藿

性味归经：性温，味辛、甘；归肝、肾经。

功效主治：补肾壮阳，强筋健骨，祛风除湿。用于肾阳虚衰所致之阳痿遗精、筋骨痿软等。

用法：3 ~ 5 克，煎服。

禁忌：阴虚火旺者不宜服。

药食同源,养肾护肾: 3道精选食疗方

补中益气,补阳益精

羊肉暖身汤

材料: 羊肋肉 250 克,粉丝 10 克,大白菜 100 克,枸杞子 10 克。

调料: 香菜末、葱花、姜片、胡椒粉、红枣、盐、植物油各适量。

做法:

1 羊肋肉洗净,切块,入沸水中焯透,捞出;粉丝剪成 10 厘米左右的段;将大白菜择洗干净,切丝。

2 将葱花、姜片和胡椒粉用油炒香,倒入焯好的羊肉和红枣翻炒均匀,加适量清水煮至羊肉熟烂,放入粉丝、枸杞子煮 5 分钟,再加入白菜丝煮熟,用盐调味,撒上香菜末即可。

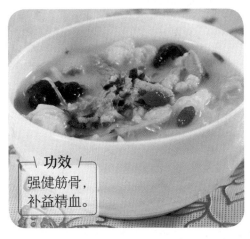

┌─ **功效**
强健筋骨,补益精血。

肉苁蓉麦冬粥

补肾壮阳，养精护肾

材料： 肉苁蓉20克，麦冬10克，枸杞子15克，大米100克。

调料： 姜片3克，红糖5克。

做法：

1. 将肉苁蓉、麦冬装入纱布袋，扎口后放入锅内加清水煎煮成药汁，去纱布袋留药汁；枸杞子洗净；大米淘洗干净，浸泡30分钟。

2. 锅内加清水烧开，再加药汁、大米、枸杞子、姜片，煮沸后转小火煮至米熟，最后加入红糖调味即可。

温馨提示： 本方应在医生指导下使用。

功效
温补阳气，润肠通便。

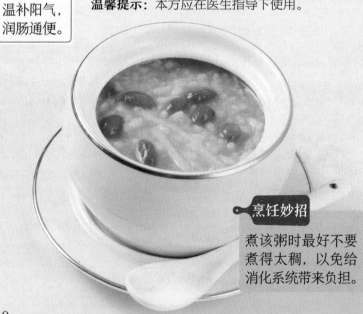

烹饪妙招

煮该粥时最好不要煮得太稠，以免给消化系统带来负担。

材料：水发海参 400 克，葱白段 50 克。

调料：葱油 50 克，姜片 5 克，料酒、酱油各 15 克，盐 3 克，葱姜汁、水淀粉各适量。

做法：

1 将水发海参洗净，焯烫，捞出；葱白段炸香。

2 锅中倒葱油烧热，倒入海参、酱油、料酒、葱姜汁、姜片炖 10 分钟，加葱白段、盐，再用水淀粉勾芡即可。

葱烧海参

润肺补肾，益精壮阳

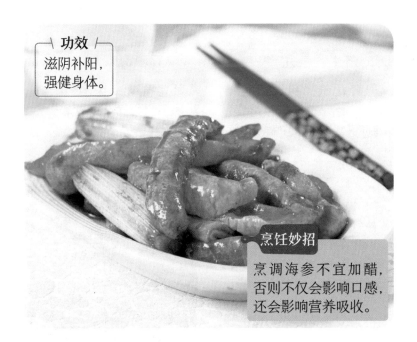

功效

滋阴补阳，强健身体。

烹饪妙招

烹调海参不宜加醋，否则不仅会影响口感，还会影响营养吸收。

养肾：
5 种家用中成药

1 补肾强身胶囊

气血不足，肾虚肾亏。 用于腰酸足软、头晕耳鸣、眼花心悸等。

4 六味地黄丸

滋阴补肾。 用于肾阴亏虚所致之头晕耳鸣、腰膝酸软、盗汗遗精等。

2 济生肾气丸

温肾化气，利水消肿。 用于肾阳不足所致之腰膝酸软、水肿、喘嗽等。

5 五子衍宗丸

补肾益精。 用于肾精亏虚所致之腰膝酸软等。

3 古汉养生精

补气，滋肾，益精。 用于气阴亏虚，肾精不足所致之头晕、心悸、目眩、耳鸣、健忘等。

小验方，大功效

鲈鱼杞枣汤
温补肾阳

取 500 克鲈鱼洗净，加入干姜、枸杞子各 10 克，红枣 4 枚同煎，而后加水煮开，加料酒、盐调味即成。空腹食用，隔日吃 1 次，连吃 5 天。

二

养肺补正气 20 招

肺强健，少感冒，不咳喘

肺气不足
有哪些常见表现

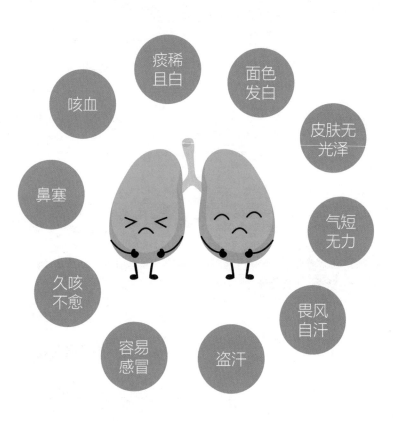

痰稀且白

面色发白

咳血

皮肤无光泽

鼻塞

气短无力

久咳不愈

畏风自汗

容易感冒

盗汗

养肺：
4 大常用穴位

对症按摩调理方

取穴原理	太渊穴为肺之原穴，与肺俞、云门相伍，可使肃肺平喘的功效增强。
功效主治	宣肺平喘，理血通络，舒筋活络。主治气虚乏力、喘息咳逆、心悸等。
穴名由来	"太"，高大尊贵之意；"渊"，深水、深潭。太渊，口中津液名，意为经气深如潭水。

掐按太渊穴

操作方法

用拇指指腹轻柔地掐按太渊穴1~3分钟，以有酸胀感为度。

定位

在腕前区，腕横纹上桡动脉桡侧陷中取穴，即掌后腕横纹大拇指一侧，动脉靠拇指一侧凹陷处。

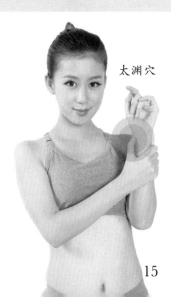

太渊穴

按揉肺俞穴

取穴原理	肺俞穴为肺气所注之处，是养护肺脏的重要穴位，按摩肺俞穴可调理肺部聚集之气，有调补肺气的功效。
功效主治	调补肺气，清热止咳。主治感冒、咳嗽、气喘、肺炎、鼻塞、支气管炎等。
穴名由来	"肺"，肺脏；"俞"，输注。该穴是肺气向后背体表传输的部位。

操作方法

可用两手的拇指或用一只手的食、中两指轻轻按揉肺俞穴，每次按揉2分钟。

定位

本穴在后背部，平第3胸椎棘突下，脊柱旁开1.5寸（约二指宽）。

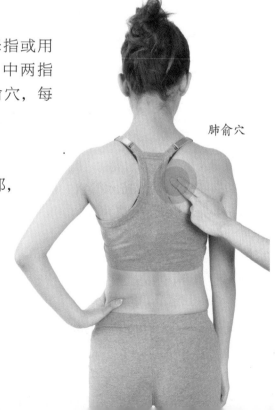

肺俞穴

取穴原理	云门是肺经经气云集的门户穴位，是调补肺气的要穴，可调节输入肺经及肺经以外部分的气血比例。按揉云门穴能够肃降肺气、清肺理气。
功效主治	宣肺理气，止咳平喘，通经活络。主治咳嗽、气喘、胸痛、肩痛等。
穴名由来	"云"，云雾，指脉气；"门"，门户。该穴为手太阴肺经如云雾之脉气所发之处，是肺气出入之门户，故名。

点揉云门穴

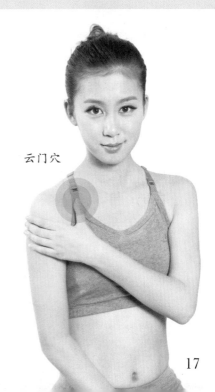

云门穴

操作方法

每天早、晚用拇指指腹
点揉云门穴 1~3 分钟。

定位

正坐叉腰，于胸部处，
锁骨下窝凹陷中，肩胛
骨喙突内缘，前正中线
旁开 6 寸处取穴。

按揉列缺穴

取穴原理	列缺穴是肺经的络穴，与合谷穴相伍为"原络配穴"，能祛风解表。
功效主治	疏风解表，宣肺理气，止咳平喘。主治头痛、颈痛、咳嗽、气喘、咽喉肿痛等。
穴名由来	"列"，陈列，裂开；"缺"，缺口、空隙。古时称闪电为列缺。该穴在腕上裂隙与衣袖之边缘处，所经之气常如闪电，故名。

操作方法

用拇指端按揉列缺穴3~5分钟，以有酸胀感为宜。

定位

两手虎口相交，一手食指压在另一手桡骨茎突上，食指尖到达处即是。

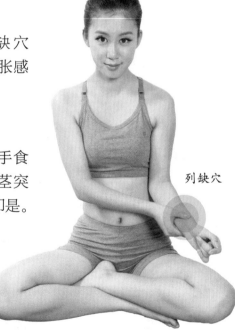

列缺穴

18

养肺：
4 种家常食物

银耳

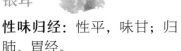

性味归经：性平，味甘；归肺、胃经。

功能：润肺止咳。用于虚劳咳嗽、痰中带血等。

用法：煮食、汤羹。

萝卜

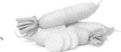

性味归经：性凉，味甘、辛；归肺、胃经。

功能：润肺解渴。用于肺热咳嗽等。

用法：煲汤、生食。

禁忌：脾胃虚寒者不宜多食，且不宜空腹食用。

梨

性味归经：性凉，味甘、微酸；归肺、胃经。

功能：润肺生津。用于肺燥咳嗽、热病津伤烦渴等。

用法：生食、煮食。

禁忌：脾胃虚寒、畏冷食者不宜多食。

猪肺

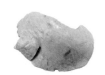

性味归经：性平，味甘；归肺经。

功能：补肺止咳，止血。用于肺虚咳嗽、气喘、咯血、吐血等。

用法：炒食、煮食。

禁忌：儿童、肝肾功能不全者不能食用。

养肺：
4 种常用中药

百合

性味归经：性寒，味甘；归心、肺经。

功效主治：养阴润肺，清心安神。用于虚烦不安等。

用法：3 ～ 5 克，煎服。

禁忌：气滞痰湿者禁服，脾虚便溏者慎服。

冬虫夏草

性味归经：性平，味甘；归肺、肾经。

功效主治：补肺益肾，止血化痰。用于肺肾两虚之虚喘或劳嗽痰血等。

用法：1 ～ 3 克，煎服。

禁忌：有表邪者不宜用。

麦冬

性味归经：性微寒，味甘、微苦；归心、肺、胃经。

功效主治：润肺养阴。用于虚热所致之烦热、肺痿吐脓、咳嗽、唇舌干燥等。

用法：1 ～ 3 克，煎服。

禁忌：脾胃虚寒泄泻、胃有痰饮湿浊者禁用。

玉竹

性味归经：性微寒，味甘；归肺、胃经。

功效主治：滋阴润肺，生津。用于肺胃阴虚所致之燥咳、多汗、体虚咳嗽等。

用法：5 ～ 10 克，泡茶、煮粥、炖汤。

禁忌：脾胃虚寒泄泻者不宜用。

药食同源，养肺护肺：3 道精选食疗方

白萝卜炖鸭

滋阴润肺，益气补血

材料： 老鸭半只，白萝卜半根。

调料： 生姜 1 块，料酒、盐各适量。

做法：

1 白萝卜先削皮，之后和老鸭、生姜一起洗净，切好备用。

2 砂锅内放入大半锅温水，开火，然后放少许料酒，再依次放入老鸭、白萝卜和生姜，大火烧开后转小火炖 40 分钟。

3 最后放少许盐即可出锅。

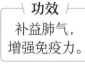

功效

补益肺气，增强免疫力。

川贝雪梨猪肺汤

补肺虚，止咳嗽

材料： 猪肺 120 克，川贝母 9 克，雪梨 1 个。

调料： 盐适量。

做法：

1　猪肺清洗干净，切片，放开水中煮 5 分钟，再用冷水洗净，沥干水；将川贝母洗净打碎；雪梨洗净，去皮、蒂和核，切小块。

2　锅内放适量水，大火煮沸，然后将猪肺、川贝母和雪梨一起放入锅内，小火煮 2 小时，加少许盐调味即可。

温馨提示： 本方应在医生指导下使用。

功效

川贝母主要的功效是润肺止咳、化痰平喘；雪梨也是润肺佳品，与猪肺一起炖汤，具有较好的润肺功效。

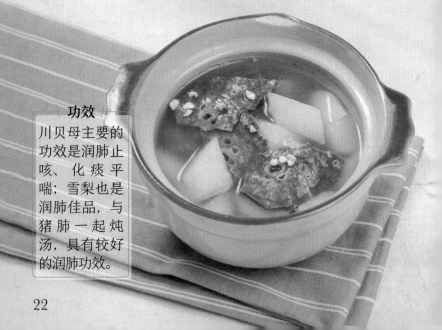

材料：雪梨 200 克，大米 100 克，红枣
6 枚，银耳（干品）、百合（干品）
各 5 克。

调料：冰糖 5 克。

做法：

1 银耳泡发，洗净，去蒂，撕小朵；雪
梨洗净，去核，连皮切块；大米洗净，
用水浸泡 30 分钟；红枣洗净，去核；
干百合洗净，泡软。

2 锅内加适量清水烧开，加入大米、银
耳、红枣，大火煮开后转小火煮 30 分
钟，加入雪梨块、百合煮 10 分钟，加
冰糖煮 5 分钟至冰糖化开即可。

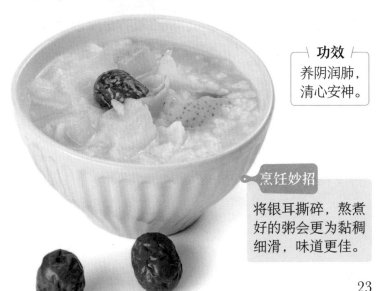

功效
养阴润肺，
清心安神。

烹饪妙招

将银耳撕碎，熬煮
好的粥会更为黏稠
细滑，味道更佳。

养肺：
5种家用中成药

1 金水宝胶囊

补益肺气。用于久咳虚喘等。

4 麦味地黄丸

滋养肺阴。用于咽干咳血等。

2 百令胶囊

补益肺气。用于肺气虚所致之咳嗽、气喘、咳血等。

5 补肺丸

补益肺气，止咳平喘。用于肺虚所致之咳喘、气短、自汗等。

3 玉屏风颗粒

补气，固表，止汗。用于肺气虚弱所致之感冒、多汗、过敏性鼻炎等。

其他常用中成药：川贝雪梨膏、百合固金丸、蜜炼川贝枇杷膏等。

三

养脾促消化20招
吃饭香，消化好，身体结实

脾虚
有哪些常见表现

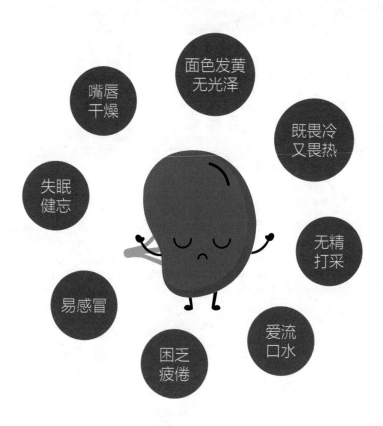

面色发黄
无光泽

嘴唇
干燥

既畏冷
又畏热

失眠
健忘

无精
打采

易感冒

爱流
口水

困乏
疲倦

养脾：
4 大常用穴位

对症按摩调理方

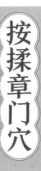

按揉章门穴

取穴原理	章门穴是脾的募穴，是脾经结聚之处，具有健脾和胃、调中补虚、益气养血的功效。
功效主治	健脾和胃，调中补虚，益气养血。主治消化不良、腹痛腹胀、肠炎泄泻等。
穴名由来	"章门"，出入的门户。肝经的强劲风气在此穴风停气息。

操作方法

用食指按压，并画圆揉按，有胀痛的感觉。每次双侧同时或左右各揉按 1~3 分钟。

定位

本穴位于人体侧腹部，第11 肋游离端下方。

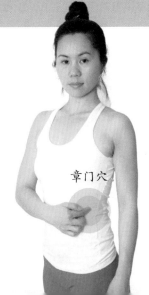

章门穴

按压足三里穴 取穴原理	足三里穴是足阳明胃经的主要穴位之一，是养脾的重要穴位，具有调理脾胃、补中益气、通经活络、祛风化湿、扶正祛邪的功效。
功效主治	生发胃气，调理脾胃，燥化脾湿。主治消化系统的常见病，如急性胃炎、胃下垂等。
穴名由来	"里"与"理"通。人以肚脐为界，上为天、下为地、中为人，万物由之，理在其中。故该穴能调和天地人，能治人身上中下诸病。

操作方法

用拇指指腹垂直用力按压穴位，
每日早、晚左右穴各按压 1 次，
每次 1~3 分钟。

定位

屈膝，由外膝眼往下量四横指，
距胫骨外一横指处即是。

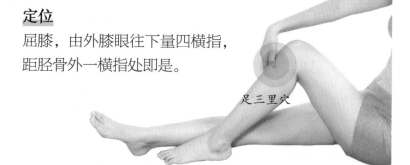

足三里穴

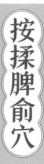

取穴 原理	脾俞穴为脾的背俞穴，与脾相应，具有调理脾胃的功效。
功效 主治	和胃健脾，升清利湿。主治胃炎、胃溃疡、胃痉挛、神经性呕吐、肠炎等。
穴名 由来	"脾"，脾脏；"俞"，输注。该穴为脾之背俞穴，故名。

操作方法

用拇指按揉脾俞穴，
其余四指附在肋骨
上，每次1~2分钟。

定位

本穴在脊柱区，第
11胸椎棘突下，后
正中线旁开1.5寸。

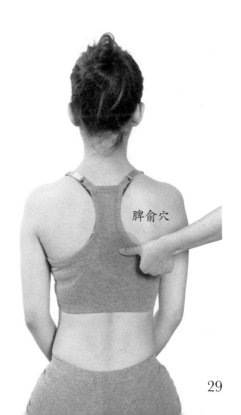

脾俞穴

<table>
<tr><td rowspan="5">按揉中脘穴</td><td>取穴
原理</td><td>中脘穴为胃之募、腑之会，位于脐上。可运转腹部气机。</td></tr>
<tr><td>功效
主治</td><td>健脾和胃，补中安神。主治腹胀、腹痛、泄泻、便秘等。</td></tr>
<tr><td>穴名
由来</td><td>"中"，中部、中央之意；"脘"，管。该穴属胃募，位于心蔽骨与脐连线的正中，胃的中部，主治胃疾，故名。</td></tr>
</table>

操作方法

用拇指端或掌根按揉中脘穴2~5分钟。

定位

本穴在上腹部，脐中上4寸，前正中线上。胸骨下端和肚脐连线中点处即是。

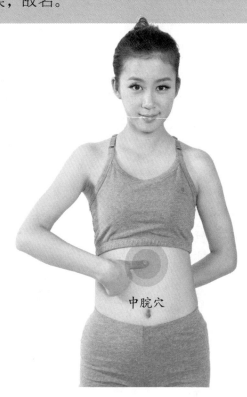

中脘穴

养脾：
4种家常食物

黄豆

性味归经：性平，味甘；归脾、胃经。

功能：宽中下气，调养胃肠。用于胃中积热、厌恶油腻等。

用法：炒食、炖汤。

禁忌：食积腹胀者不宜食用。

黄牛肉

性味归经：性温，味甘；归脾、胃经。

功能：补脾胃，益气血，强筋骨。用于脾胃虚弱、气血不足、食少、腰膝酸软等。

用法：煮食、煎汤。

荞麦

性味归经：性凉，味甘；归脾、胃、大肠经。

功能：健实肠胃，补益气力。用于咳喘、咳痰等。

用法：煮粥、制作面点。

禁忌：脾胃虚寒、消化功能不佳者不宜多食。

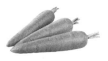

胡萝卜

性味归经：性平，味甘；归肺、脾、肝经。

功能：健脾消食，补肝明目。用于消化不良、夜盲症、咳嗽、高血压等。

用法：炒食、炖汤。

禁忌：皮肤黄染者不宜多食。

养脾：
4 种常用中药

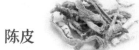

陈皮

性味归经：性温，味辛、苦；归脾、肺经。

功效主治：理气健脾，燥湿化痰。用于中焦气滞所致之脘腹胀满、不思饮食、恶心呕吐等。

用法：5～10克，煎服。

禁忌：脾虚无积滞者忌服。

鸡内金

性味归经：性平，味甘；归脾、胃、小肠、膀胱经。

功效主治：健脾消食。用于食积所致之消化不良、呕吐、反胃、小儿疳积等。

用法：3～10克，煎服。

禁忌：脾虚无积滞者忌服。

白术

性味归经：性温，味苦、甘；归脾、胃经。

功效主治：补气健脾。用于脾虚所致之食少、腹胀泄泻、痰饮眩悸、水肿等。

用法：1～3克，煎服。

禁忌：热病伤津及阴虚燥渴者不宜服用。

茯苓

性味归经：性平，味甘、淡；归心、肺、脾、肾经。

功效主治：利水渗湿，健脾，化痰。用于脾虚泄泻。

用法：3～5克，煎服。

禁忌：虚寒体质及气虚下陷者忌服。

药食同源,养脾健脾：3道精选食疗方

白术茯苓鲫鱼汤

补脾养胃,燥湿利水

材料: 茯苓 50 克,白术 25 克,鲫鱼 1 条(约 500 克)。

调料: 盐、香油各 5 克,陈皮 10 克。

做法:

1 将鲫鱼收拾干净,洗净,切块;将茯苓、白术、陈皮分别洗净,陈皮切丝。

2 茯苓、白术用干净的纱布袋装好,连同陈皮丝一同放入锅内,加入适量清水,用大火煮沸后放入鲫鱼,改用小火继续煲 1 小时,最后加盐调味,淋上香油即可。

温馨提示: 本方应在医生指导下使用。

功效
补中益气,
增进食欲。

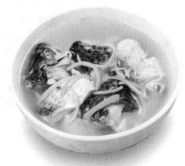

土豆炖黄牛肉

健脾养胃，强筋壮骨

材料： 黄牛肉 300 克，土豆 200 克。

调料： 料酒、酱油各 10 克，盐 4 克，花椒、大料各 2 克，葱段、姜片各 10 克。

做法：

1 将黄牛肉洗净，切块，焯水备用；将土豆去皮，洗净，切成小块，用清水浸泡备用。

2 锅内加油，烧至六成热，爆香葱段、姜片，放入黄牛肉块翻炒几下，再加入花椒、大料、料酒、酱油和适量清水，大火烧开后转小火炖 50 分钟，放入土豆块继续炖至熟软，加盐调味即可。

功效
促进消化，改善便秘。

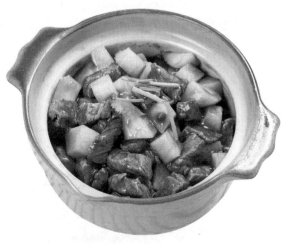

34

材料：胡萝卜1根（约100克），大米
100克。

调料：葱花、盐各少许。

做法：

1 将胡萝卜洗净，切成小丁；大米淘洗
干净。

2 将胡萝卜、大米一同放入锅内，加适
量清水，大火烧沸后转小火熬煮至米
烂粥稠，撒入盐、葱花即可。

胡萝卜粥

健脾和胃，明目降压

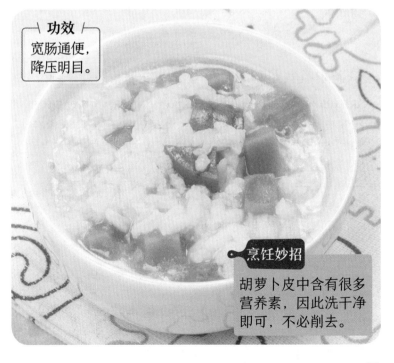

功效

宽肠通便，
降压明目。

烹饪妙招

胡萝卜皮中含有很多
营养素，因此洗干净
即可，不必削去。

养脾：
5 种家用中成药

1 四君子丸

益气健脾。用于脾胃气虚、胃纳不佳、食少便溏等。

2 补中益气丸

补中益气，升阳举陷。用于脾胃虚弱、中气下陷导致的泄泻、食少腹胀等。

3 八珍丸

补气益血。用于气血两虚、面色萎黄、食欲不振等。

4 参苓白术散（胶囊）

补益脾胃。用于脾胃虚弱、食少便溏等。

5 养胃舒胶囊（颗粒）

益气养阴，健脾和胃，行气导滞。用于脾胃气阴两虚导致的胃脘灼热疼痛、痞胀不舒、食少，以及慢性胃炎等。

四

养肝补气血 20 招

肝气顺，心情好，身体棒

肝不好
有哪些常见表现

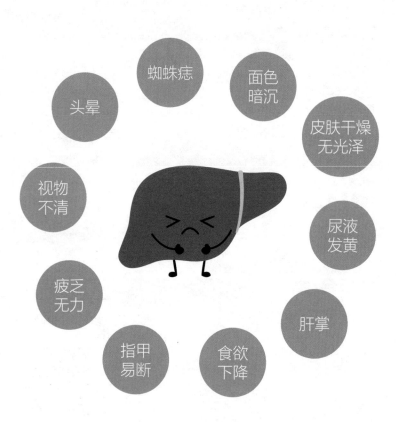

蜘蛛痣

面色暗沉

头晕

皮肤干燥无光泽

视物不清

尿液发黄

疲乏无力

肝掌

指甲易断

食欲下降

养肝：
4大常用穴位

对症按摩调理方

取穴原理	太冲穴为肝经的原穴、输穴，五行属土，调控着气血的运行，具有疏肝理气的功效。
功效主治	疏肝理气，清泄肝胆，清热泻火，平肝潜阳，通经活络。主治头痛、眩晕、目赤肿痛等。
穴名由来	"太"，大；"冲"，冲盛。肝藏血，冲脉为血海，肝与冲脉相应，脉气合而盛大，故名。

按揉太冲穴

操作方法

用拇指端由下往上垂直按揉太冲穴1~3分钟。

定位

本穴在足背部，第1、2跖骨间，跖骨底结合部前方凹陷中，或触及动脉搏动。

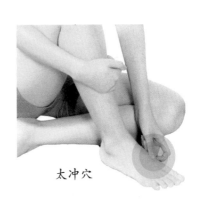

太冲穴

揉捻血海穴

取穴原理	血海穴是脾经之穴，为脾血归聚之海。脾经所生之血在该穴聚集，气血物质充斥的范围巨大如海，能够补血养肝，具有聚生新血之功能。
功效主治	调经统血，健脾化湿。主治月经不调、痛经、闭经、崩漏、皮肤湿疹等。
穴名由来	"血"，气血的血；"海"，海洋。该穴善治各种血证，犹如聚血重归于海。

操作方法

用拇指指腹揉捻两侧血海穴各5分钟，以有酸胀感为度。

定位

髌底内侧端上2寸，骨内侧肌隆起处即是。

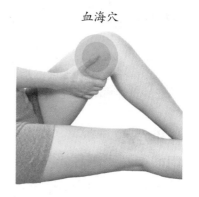

血海穴

取穴 原理	期门穴为肝的募穴，位居胁肋部，按摩该穴即可疏泄肝胆气机。
功效 主治	健脾疏肝，理气活血。主治胸胁胀痛、呕吐、吞酸、四肢困倦、疲乏春困等。
穴名 由来	"期"，周期；"门"，门户。两侧胁肋如敞开的门户。

操作方法

用食指指腹每天按揉期门穴2次，每次约200下。以有酸麻胀痛感为宜。

定位

本穴在胸部，当乳头直下，第6肋间隙，前正中线旁开4寸。

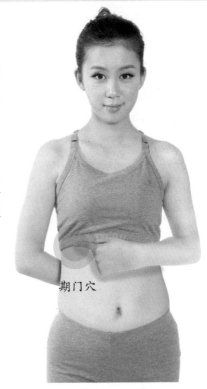

期门穴

<table>
<tr><td rowspan="6">按揉三阴交穴</td><td>取穴原理</td><td>三阴交穴为足三阴经的交会穴，可以调理脾、肝、肾三脏，以治其本。</td></tr>
<tr><td>功效主治</td><td>健脾利湿，兼调肝肾。主治脾胃虚弱之消化不良、腹胀肠鸣、腹泻等。</td></tr>
<tr><td>穴名由来</td><td>"三阴"，足之三阴经；"交"，交会与交接。该穴为足太阴、足少阴、足厥阴三条阴经气血物质的交会处。</td></tr>
</table>

操作方法

用拇指按揉三阴交穴20次，两侧可同时进行。

定位

本穴在小腿内侧，内踝尖上3寸，胫骨内侧缘后际。

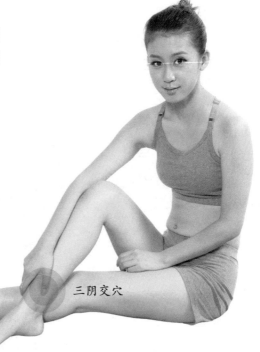

三阴交穴

养肝：
4 种家常食物

桃

性味归经： 性温，味甘、酸；归肝、大肠经。

功能： 生津，润肠，活血，降压。用于气血两亏，便秘，闭经，瘀血肿痛等。

用法： 生食、煮汤。

禁忌： 内热偏盛、易生疮疖的人不宜多吃。

桑椹

性味归经： 性寒，味甘；归心、肝、肾经。

功能： 滋阴养血，补肝益肾。用于阴血亏虚所致之眩晕、目暗耳鸣、须发早白等。

用法： 生食、打汁、煲汤。

禁忌： 脾胃虚寒泄泻者忌食。

猪肝

性味归经： 性温，味甘、微苦；归肝经。

功能： 养肝明目。用于面色萎黄、缺铁性贫血、视物模糊不清、雀目、眼睛干燥等。

用法： 炒食、煲汤。

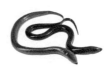

鳝鱼

性味归经： 性温，味甘；归肝、脾、肾经。

功能： 益气血，补肝肾，强筋骨。用于虚劳性腰痛等。

用法： 焖烧、煲汤。

禁忌： 皮肤病患者忌食。

养肝：
4种常用中药

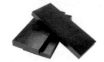

阿胶

性味归经：性平，味甘，归肺、肝、肾经。

功效主治：补血养阴。用于贫血、产后血虚、月经不调、崩漏等。

用法：3～5克，煎服。

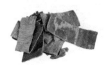

杜仲

性味归经：性温，味甘；归肝、肾经。

功效主治：补肝肾，强筋骨。用于肝肾不足，冲任不固所致之腰痛、头晕目眩等。

用法：1～3克，煎服。

禁忌：阴虚火旺者慎服。

鹿角胶

性味归经：性温，味甘、咸；归肝、肾经。

功效主治：补肾阳，生精血。用于咯血、尿血、崩漏等。

用法：1～3克，应等其他药煎好，去渣，再入药汁，加温烊化服用。

禁忌：阴虚阳亢者忌服。

枸杞子

性味归经：性平，味甘；归肝、肾经。

功效主治：补肾益精，养肝明目。用于肝肾不足所致之遗精、腰膝酸痛、头晕目眩等。

用法：1～3克，煎服。

禁忌：外邪实热者忌服。

44

药食同源，养肝补血：3 道精选食疗方

五彩鳝丝

补血养肝，提高视力

材料：鳝鱼300克，青椒、胡萝卜、黄椒、莴笋各30克。

调料：葱段25克，料酒10克，姜片20克，盐3克，胡椒粉1克。

做法：

1 鳝鱼宰杀，清理干净，切成丝，加入盐、料酒、葱段、姜片，腌制10分钟备用；将青椒、胡萝卜、黄椒和莴笋均洗净，切成丝。

2 炒锅置火上，倒油烧至七成热，加入鳝鱼丝迅速炒散，待鳝鱼丝将熟时加入青椒丝、胡萝卜丝、黄椒丝和莴笋丝，炒至断生，加入腌制鳝鱼的汁和胡椒粉略翻炒即可。

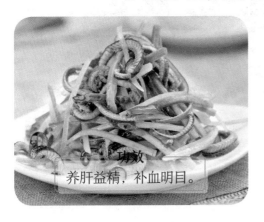

功效
养肝益精，补血明目。

青椒炒猪肝

养肝明目，温精益血

材料： 青椒半个，鲜猪肝50克。

调料： 盐少许，姜丝2克，植物油适量。

做法：

1. 将青椒洗净，去蒂及籽，切丝；鲜猪肝洗净，切片，用热水焯烫，捞出沥干。

2. 锅内倒油烧热，放入姜丝和猪肝片略炒片刻，盛出。

3. 锅内再倒油烧热，放入青椒丝炒至五成熟，倒入猪肝片，加盐调味，大火爆炒3分钟即可。

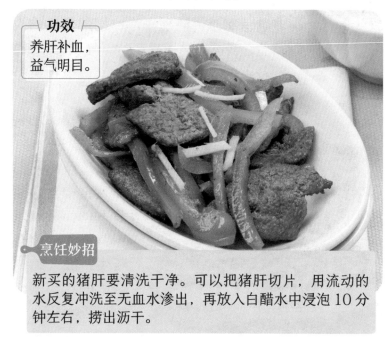

功效

养肝补血，益气明目。

烹饪妙招

新买的猪肝要清洗干净。可以把猪肝切片，用流动的水反复冲洗至无血水渗出，再放入白醋水中浸泡10分钟左右，捞出沥干。

材料：枸杞子30克，大米100克，羊肾1个。

做法：

1 将枸杞子洗净；羊肾去筋膜，切小块；大米洗净，浸泡30分钟。

2 锅内加水烧开，将淘洗干净的大米放入锅中，煮开后，将枸杞子、羊肾块放入锅中，转小火煮熟即可。

> **功效**
>
> 补益肝肾，
> 温阳滋阴。

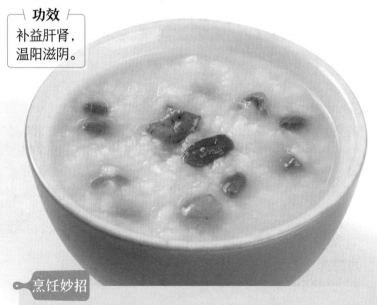

烹饪妙招

先用刀或剪刀去除羊肾表面的薄膜、油和其他杂质，然后用刀切开羊肾，取出里面的白色物质，再用水清洗数遍，将羊肾洗干净。

养肝：
5 种家用中成药

1 越鞠丸

理气解郁，宽中除满。 用于肝气郁结所致之精神抑郁、胸胁胀痛等。

2 小柴胡冲剂

清热解表，疏肝和胃。 用于往来寒热、胸胁痞满、口苦咽干等。

3 沉香化气丸

疏肝理气。 用于肝胃气滞之胸膈痞满、不思饮食等。

4 逍遥丸

疏肝，解郁，养血。 用于肝郁脾虚所致之两胁胀痛、口苦咽干等。

5 乌鸡白凤丸

补气养血，调经止带。 用于气血两虚，腰膝酸软，月经不调，崩漏带下，又用于妇女经期腹痛、肢体水肿等。

五

养心护血管19招

心神宁，睡眠安，血管通，人年轻

心气不足
有哪些常见表现

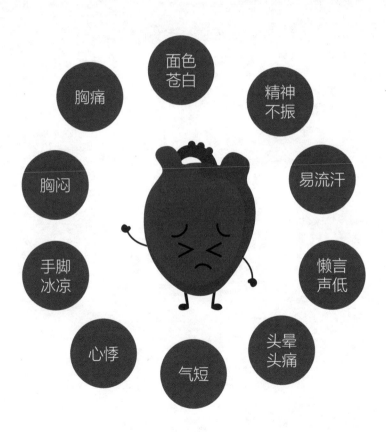

面色苍白

精神不振

胸痛

易流汗

胸闷

手脚冰凉

懒言声低

心悸

头晕头痛

气短

养心：
4 大常用穴位

对症按摩调理方

取穴原理	神门穴是心经的原穴，是心气出入的门户，是补益心经元气、濡养心脏的要穴。该穴具有补益心气、宁心安神的功效。
功效主治	扶正祛邪，宁心安神。主治心痛、心悸、失眠、健忘等。
穴名由来	"神"，心神；"门"，门户。心藏神。该穴为心经之门户。

掐按神门穴

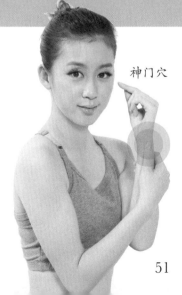

神门穴

操作方法
每天早、晚用拇指尖垂直掐按神门穴，每次 1~3 分钟。

定位
尺侧腕屈肌腱桡侧缘，腕掌侧远端横纹尺侧端即是。

按揉心俞穴	**取穴原理**	心俞穴是心的背俞穴，是俞原配穴之俞，具有补心气的功效。
	功效主治	养心安神，宁心定惊。主治心悸、健忘、失眠等。
	穴名由来	"心"，心脏；"俞"，输注。该穴是心脏之气转输的重要之地，且具有调治心脏病的功能，故名。

操作方法

用拇指指腹按揉心俞穴
2~3分钟。

定位

本穴在脊柱区，第5胸
椎棘突下，后正中线左
右旁开二指宽处。

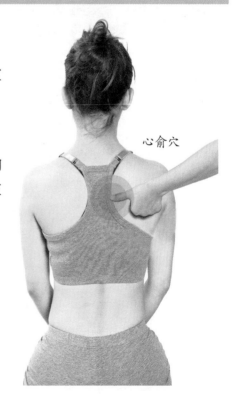

心俞穴

取穴 原理	劳宫穴在手厥阴心包经上，能调血润 燥、强壮心脏。
功效 主治	调血润燥，安神和胃，通经祛湿， 息风凉血。主治神经衰弱、失眠等。
穴名 由来	"劳"，劳动；"宫"，中央。手司劳 动，该穴在手掌部的中央。

按压劳宫穴

操作方法

伸臂仰掌，手掌自然微屈，掌心向上，用另一手四指握住手背，拇指弯曲，以指端垂直按压劳宫穴，左右手交替，早、晚各1次，每次2~3分钟。

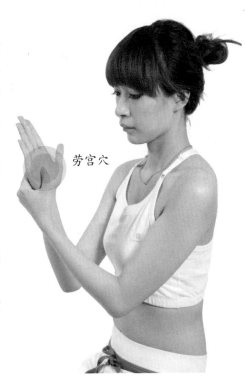

劳宫穴

定位

本穴在掌区，横平第3掌指关节近端，第2、3掌骨之间偏于第3掌骨处。

按压极泉穴

取穴原理	极泉穴属手少阴心经，轻柔按摩此穴可以缓解心脏阴液不足所致之不适症状。
功效主治	理气安神，养护心肺。主治心悸、冠心病、心绞痛、乳腺疾病等。
穴名由来	"极"，高大之意；"泉"，水泉。该穴在腋窝高处，局部凹陷如泉，故名。

操作方法

用拇指指腹按压极泉穴，以每次1分钟为宜。

定位

在腋窝顶点，腋动脉搏动处即是。

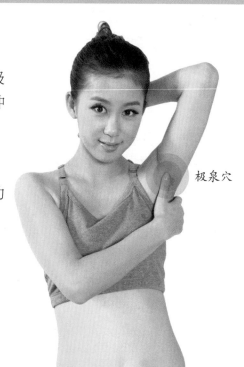

极泉穴

养心：
4 种家常食物

小麦

性味归经： 性凉，味甘；归心、脾、肾经。

功能： 养心，除热。用于心悸、怔忡不安、失眠等。

用法： 蒸食、熬粥。

禁忌： 脾胃虚弱者不宜多食。

紫菜

性味归经： 性凉，味甘、咸；归肺、肝、胃、肾经。

功能： 养心除烦。用于精神恍惚、心悸等。

用法： 炖汤。

禁忌： 皮肤病患者不宜食用；脾虚者慎食。

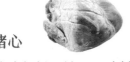

猪心

性味归经： 性平，味甘、咸；归心经。

功能： 补血养心，安神镇惊。用于失眠多梦、精神恍惚、心血不足、心虚多汗等。

用法： 炖汤。

禁忌： 高胆固醇血症、高血压患者不宜食用。

龙眼

性味归经： 性温，味甘；归心、脾经。

功能： 补益心脾，养血安神。用于思虑过度，劳伤心脾，气血不足，惊悸怔忡，失眠健忘。

用法： 生食、做汤羹。

禁忌： 内热痰火、脾胃虚弱者忌食。

养心：
3 种常用中药

酸枣仁

性味归经：性平，味甘、酸；归心、肝、胆经。

功效主治：养心安神，敛汗。用于惊悸怔忡、心烦失眠、多梦等。

用法：3～5克，煎服。研末或研末后制成丸剂，改善失眠，每次0.5～1克，临睡前吞服。

禁忌：有实邪郁火及滑泄病症者慎服。

柏子仁

性味归经：性平，味甘；归心、大肠、肾经。

功效主治：养心安神，润肠通便。用于虚烦失眠、惊悸怔忡、头晕健忘等。

用法：3～5克，煎服。

禁忌：便溏及多痰者慎用。

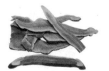

灵芝

性味归经：性平，味甘；归心、肝、肺、肾经。

功效主治：补气安神，止咳平喘。用于失眠心悸、虚劳短气、不思饮食等。

用法：1～5克，煎服。

禁忌：过敏体质者不宜服。

药食同源，养心安神：3 道精选食疗方

归参猪心汤

补气养血，安心宁神

材料：猪心 1 个，当归 15 克，党参 20 克。

调料：生姜、葱、胡椒、盐各 2 克。

做法：

1 将党参、当归洗净，放入水中煮 30 分钟后，去药渣留汁；将猪心清洗干净。

2 锅置火上，加入适量清水和药汁，放入猪心和调料，大火煮开，转小火煮至猪心烂熟即可。

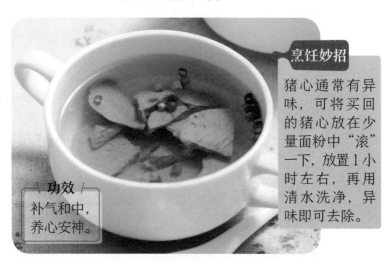

烹饪妙招

猪心通常有异味，可将买回的猪心放在少量面粉中"滚"一下，放置 1 小时左右，再用清水洗净，异味即可去除。

功效

补气和中，养心安神。

酸枣仁莲子粥

安定心神，清热祛火

材料：去心莲子30克，酸枣仁10克，
　　　大米80克。

做法：

1 酸枣仁用纱布包好，同洗净的大米、
　莲子一起入开水锅煮粥。

2 粥好以后，将酸枣仁去掉即可。

功效
养心安神，
促进睡眠。

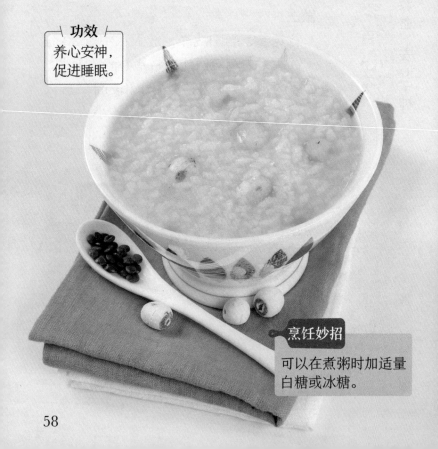

烹饪妙招

可以在煮粥时加适量
白糖或冰糖。

58

材料：黄豆80克，水发海带30克，干紫菜10克，盐2克。

做法：

1 黄豆用清水浸泡8～12小时，洗净；水发海带洗净，切碎；干紫菜洗净，撕碎。

2 将上述食材倒入全自动豆浆机中，加水至上、下水位线之间，按"豆浆"键，煮至豆浆机提示豆浆做好，过滤后加盐搅拌均匀即可。

⊣ 功效 ⊢
补心养心，
安定心神。

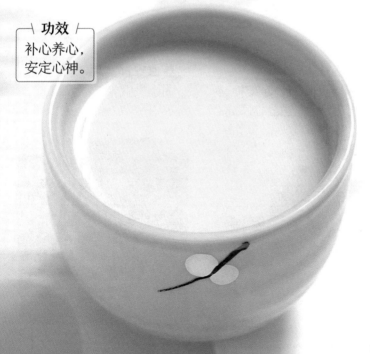

养心：
5 种家用中成药

1 养心定悸膏

养血益气，复脉定悸。用于心悸气短、盗汗失眠等。

2 天王补心丹

滋阴养血，补心安神。用于心阴不足之心悸健忘、失眠多梦等。

3 柏子养心丸

补气，养血，安神。用于心悸、不寐等。

4 安神补心丸

养心安神。用于心血不足所致之心悸失眠等。

5 枣仁安神颗粒

养血安神。用于神经衰弱、失眠等。

小验方，大功效

西洋参麦冬桂圆饮
补心阴

取西洋参3克，麦冬3-5克，桂圆肉5~10克泡水喝，可以滋补心阴、祛心火。本方应在医生指导下使用。

六

四季强体质
23 招
春夏秋冬病不扰

扫描二维码
有声点读新体验

四季强体质：
6大常用穴位

对症按摩调理方

按揉关元穴

取穴原理	关元穴是任脉上的全身性强壮要穴，具有培补元气、调和气血、益肾健脾的功能，能够提高机体免疫力。
功效主治	补中益气，调气血。主治阳痿、脱发及肠胃疾病等。
穴名由来	"关"，关藏；"元"，元气。该穴为关藏人体元气之处。

操作方法

用食指指腹对关元穴进行环状按揉，每次2~3分钟。

定位

从肚脐正中央向下量3寸，即肚脐中央向下四横指处即是。

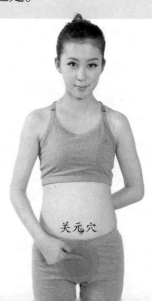

关元穴

取穴原理	百会穴是足太阳经与督脉之交会穴，又称诸阳之会，为长寿要穴，按摩刺激该穴可以升阳益气。
功效主治	开窍醒脑，安神定志。主治头痛、眩晕、头重脚轻、高血压、失眠、健忘等。
穴名由来	"百"，多之意；"会"，交会。百会穴是足太阳经与督脉的交会处。

操作方法

食、中二指并拢，用指腹按揉命门穴3~5分钟，以有酸胀感为度。

定位

位于头顶的正中线和两耳尖连线的交点处。取穴时，可以将两手拇指压住两个耳孔，两手的中指向头顶伸直，指尖相触的地方即是。

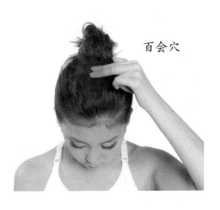

百会穴

<table>
<tr><td rowspan="3">按压气海穴</td><td>取穴原理</td><td>气海穴为生气之海，是元气蕴藏之所在，可以强壮元气。</td></tr>
<tr><td>功效主治</td><td>补肾固精，温阳益气，强壮体质。主治尿频、阳痿、遗精、崩漏、带下，以及腹胀肠鸣、脐腹疼痛等。</td></tr>
<tr><td>穴名由来</td><td>"气"，元气；"海"，海洋。该穴在脐下，如同气之海洋，为人体元气之海。</td></tr>
</table>

操作方法

用拇指或食指指腹按压气海穴3~5分钟，力度适中。

定位

本穴在下腹部，脐下1.5寸，前正中线上。

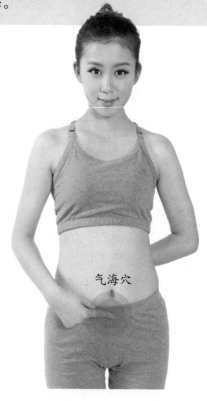

气海穴

取穴原理	神阙穴在肚脐处，又名脐中，脐乃"先天之结蒂，后天之气舍"，故此穴是人体任脉上的要穴。
功效主治	健运脾胃，温阳固脱，培元固本。主治腹痛、腹泻、消化不良、脱肛、水肿等。
穴名由来	神阙者，神之所舍其中也，人身以神志为最贵，此穴为元神居住的地方，心肾（心藏神，肾藏志，实含五脏）交通之门户，故名。

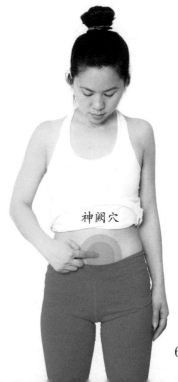

按揉神阙穴

操作方法

用食指指腹按揉神阙穴，
每次按揉 1~3 分钟。

定位

该穴位于人体肚脐处。

神阙穴

取穴原理	命门穴为督脉上的穴位，按摩命门穴可强腰膝、补肾气。
功效主治	补肾壮阳，培元固本，强健腰膝。主治腰部冷痛、关节怕冷、尿频尿急、腹泻、遗精、手脚冰凉等。
穴名由来	"命"，生命；"门"，门户。该穴在第2腰椎棘突下，两肾俞之间，为元气之根本、生命之门户，故名。

操作方法

用拇指指腹按揉命门穴2~3分钟。

定位

本穴在腰部，当后正中线上，第2腰椎棘突下凹陷中，与肚脐相平对的区域。

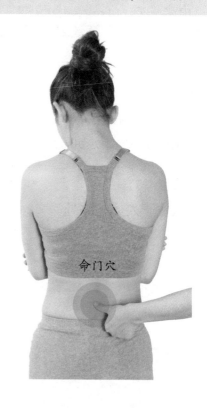

命门穴

取穴原理	涌泉穴为养肾第一穴，按摩涌泉穴可使人肾精充足，精力充沛，腰膝壮实，预防早衰。
功效主治	增强肾气，强筋壮骨。主治失眠、咳嗽、糖尿病、过敏性鼻炎、怕冷、阳痿、遗精、更年期综合征等。
穴名由来	"涌"，外涌而出；"泉"，泉水。该穴为肾经经脉的第一穴，它连通肾经的体内及体表经脉，肾经体内经脉中高温高压的水液由此外涌而出体表，故名。

操作方法

以食指指腹由下往上推按该穴，每日早、晚，左右两侧各推按 1~3 分钟。

定位

5 个足趾背屈，足底掌心前面（足底中线前 1/3 处）正中凹陷处即是。

涌泉穴

四季强体质：
4种家常食物

桑椹

性味归经： 性寒，味甘；归心、肝、肾经。

功能： 滋阴养血，补肝益肾。用于阴血亏虚所致之眩晕、目暗耳鸣、须发早白等。

用法： 生食、打汁、煲汤。

禁忌： 脾胃虚寒泄泻者忌食。

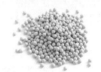

黄豆

性味归经： 性平，味甘；归脾、胃经。

功能： 宽中导滞，健脾利水。用于腹胀纳呆、脾虚水肿等。

用法： 炒食、炖汤。

禁忌： 食积腹胀者忌食。

梨

性味归经： 性凉，味甘、微酸；归肺、胃经。

功能： 润肺生津。用于肺燥咳嗽、热病津伤烦渴、消渴。

用法： 生食、煮食。

禁忌： 脾胃虚寒、畏冷者不宜多食。

羊肉

性味归经： 性温，味甘；归脾、肾经。

功能： 补肾壮阳，益气养血。用于肾虚阳痿、虚劳羸瘦、腰膝酸软等。

用法： 炒食、煲汤、烤制。

禁忌： 发热患者不宜食用。

四季强体质:
4 种常用中药

枸杞子

性味归经: 性平,味甘;归肝、肾经。

功效主治: 滋补肝肾,明目。用于肝肾不足之头晕目眩、腰膝酸软、视力减退、遗精、消渴等。

用法: 1~3克,煎服。

禁忌: 外邪实热者。

黄精

性味归经: 性平,味甘;归脾、肺经。

功效主治: 补脾润肺。用于脾胃虚弱所致之体倦乏力,以及肺虚咳嗽、病后虚羸等。

用法: 3~5克,煎服。

禁忌: 凡脾虚有湿、咳嗽痰多及中寒泄泻者均忌用。

白扁豆

性味归经: 性微温,味甘;归脾、胃经。

功效主治: 健脾化湿。用于脾虚泄泻、白带异常、暑湿内蕴、腹泻、呕吐等。

用法: 3~5克,煎服。

禁忌: 阴虚火旺者慎用。

肉苁蓉

性味归经: 性温,味甘、咸;归肾、大肠经。

功效主治: 补肾阳,益精血。用于肾阳不足所致之阳痿、早泄、不孕、腰膝酸软等。

用法: 3~5克,煎服。

禁忌: 相火偏旺、胃弱便溏、实热便结者禁服。

药食同源，四季调养：4道精选食疗方

排骨豆腐虾皮汤

补中益气，强壮骨骼

材料： 排骨250克，豆腐300克，虾皮5克，洋葱50克。

调料： 姜片、料酒、盐各适量。

做法：

1. 将排骨洗净，斩段，用沸水氽烫，撇出浮沫，捞出沥干水分；豆腐切块。

2. 将排骨、姜片放入砂锅内，加入适量水及料酒，大火煮沸，转小火继续炖煮至七成熟。加豆腐、虾皮、洋葱，继续小火炖煮至熟，加盐调味即可。

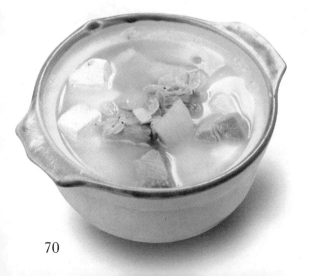

> **功效**
> 补钙强身，健脾利气。

材料：羊后腿肉500克，大葱、洋葱各50克。

调料：蒜片、盐各5克，料酒、酱油、白醋、白糖、水淀粉各10克，芝麻油、植物油各适量。

做法：

1 将羊后腿肉洗净，切薄片，放入加了盐和胡椒粉的沸水中稍焯，捞出，放凉水中稍浸，捞起，沥干。

2 小碗中加酱油、白醋、白糖、盐、水淀粉调匀成芡汁。

3 将大葱洗净，切丝；洋葱去老皮，洗净，切丝。

4 将大葱丝、洋葱丝用油煸香，加蒜片、羊肉片煸炒，烹入料酒，倒入调好的芡汁翻匀，淋芝麻油即可。

┌─ 功效 ─┐
暖身益气，
补血益精。

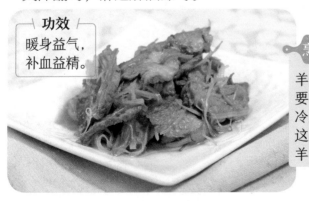

烹饪妙招

羊肉汆烫后，要捞出放入冷水中浸泡，这样做出的羊肉更香美。

71

材料： 雪梨1个，糯米100克，川贝母10克。

调料： 蜂蜜适量。

做法：

1 将雪梨洗净，去皮除核，切片；糯米洗净，用水浸泡4小时。

2 锅置火上，倒入适量清水煮沸，加入糯米大火煮沸，转小火熬煮至黏稠。

3 放入梨片、川贝母用小火熬煮5分钟，晾凉，淋上蜂蜜即可。

温馨提示： 本方应在医生指导下使用。

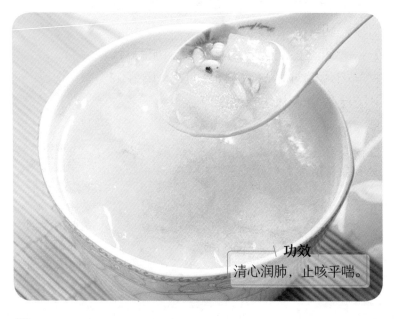

功效

清心润肺，止咳平喘。

材料：白扁豆、莲子各25克，薏米50克，红枣6枚，陈皮3片，大米30克。

做法：

1 将白扁豆、莲子、薏米洗净，用水浸泡4小时；大米洗净，用水浸泡30分钟；红枣洗净，去核。

2 锅内加适量清水烧开，将除陈皮外的所有材料放入，大火煮开后转小火。

3 煮50分钟后放入陈皮，继续煮10分钟，熬至粥浓稠即可。

扁豆薏米红枣粥

健脾和胃，养心安神

功效
补中益气，健脾化湿。

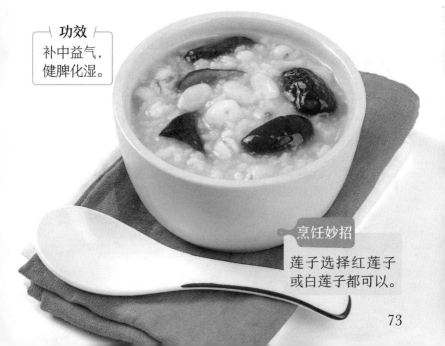

烹饪妙招

莲子选择红莲子或白莲子都可以。

四季调养：
5 种家用中成药

1 逍遥丸

养血，疏肝解郁。用于肝郁脾虚所致之两胁胀痛、口苦咽干等。

2 参苓白术散

补益脾胃。用于脾胃虚弱、食少便溏等。

3 补中益气丸

补中益气，升阳举陷。用于脾胃虚弱，中气下陷导致的泄泻、食少腹胀等。

4 济生肾气丸

温肾化气，利水消肿。用于肾阳不足所致之腰膝酸软、水肿、喘嗽等。

5 川贝雪梨膏

润肺止咳，化痰平喘。用于阴虚肺热所致之咳嗽、咽干等，临床用于慢性支气管炎见上述症状者。

七

3 种常见疾病对症调理

增强免疫力，病痛无影踪

慢性疲劳综合征

病因分析

与体力慢性透支、精神压力大、生活不规律等有关。

对症取穴

脾俞穴、肾俞穴、气海穴、血海穴。

常用食材

粳米、粟米、猕猴桃、羊肉、鸽肉、猪肉、牛奶。

常用中药

五加皮、人参、西洋参、黄芪、鹿茸、黄精、枸杞子。

常用中成药

舒肝颗粒、逍遥散、归脾丸、参苓白术散。

取穴原理	脾俞穴为脾的背俞穴，具有补脾阳、助运化、益营血、化湿浊的功效。
功效主治	和胃健脾，升清利湿。主治腹胀、泄泻、呕吐、食欲不振、胃炎、胃下垂、痢疾等。
穴名由来	"脾"，脾脏；"俞"，输注。该穴为脾之背俞穴，故名。

按揉脾俞穴

操作方法

用拇指按揉脾俞穴，其余四指附在肋骨上，每次 1~2 分钟。

定位

本穴在脊柱区，第 11 胸椎棘突下，后正中线旁开 1.5 寸。

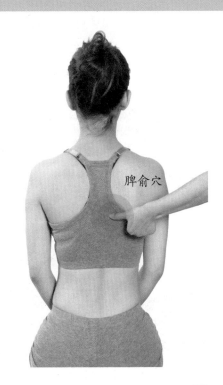

脾俞穴

肉丝炒茭白

强身健体，增强体质

材料： 茭白 250 克，猪肉 100 克。

调料： 葱末、姜末各 5 克，白糖、酱油各 10 克，盐、淀粉各适量。

做法：

1 将猪肉洗净，切丝，用酱油、淀粉腌渍，入油锅炒变色；茭白去老皮，洗净，切丝。

2 将油锅烧热，爆香葱末、姜末，倒茭白丝，加盐、白糖翻炒熟，倒肉丝稍炒即可。

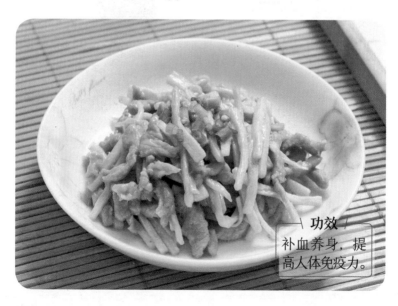

功效

补血养身，提高人体免疫力。

材料： 大米100克，羊肉200克，人参3克，黄芪10克。

调料： 老姜50克，料酒10克，盐3克。

做法：

1 将大米洗净，用水浸泡30分钟；羊肉洗净，切块，焯水捞出，用温水洗去浮沫；老姜洗净，用刀拍松；人参、黄芪洗净，放入清水中，煎取药汁，待用。

2 锅内倒入适量水烧开，加入大米，煮开后放入料酒、老姜、药汁、羊肉块，大火烧开后转小火煮1小时，加盐调味即可。

参芪羊肉粥

补益肾阳，强身健体

┤ 功效 ├
补气暖身，
养血益肾。

肥胖症

☑形体肥胖　☑面肥颈壅
☑项厚背宽　☑腹大腰粗　☑臀丰腿圆

病因分析

与暴饮暴食、过食肥甘、安逸少动、情志不舒、先天禀赋不足等有关，与胃、肠、脾、肾关系密切。

对症取穴

丰隆穴、脾俞穴、天枢穴、气海穴。

常用食材

鲤鱼、醋、兔肉、羊肉、鸭肉、鳝鱼、冬瓜。

常用中药

茯苓、赤小豆、荷叶、陈皮、决明子、白术、党参。

常用中成药

保和丸、二陈丸、苍附导痰丸、参苓白术散。

常用穴位调理

取穴 原理	丰隆穴为足阳明胃经络穴，从阳络阴，脾与胃一阴一阳，互为表里，因此该穴能疏通表里两经之气血。
功效 主治	调和胃气，补益气血。主治头痛、眩晕、痰多咳嗽、咽痛、胸痛、腹痛、痢疾、便秘、水肿、哮喘、中风、癫痫等。
穴名 由来	"丰"，丰满；"隆"，隆起、隆盛。该穴位于肌肉丰满的隆起处，故名。

操作方法

用拇指或食指指腹稍用力按揉丰隆穴1~3分钟，以有酸胀感为度。

定位

本穴在外踝尖上8寸，胫骨前肌外缘。

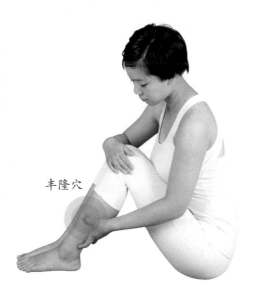

丰隆穴

减肥，利尿

虾仁烩冬瓜

材料： 干虾仁 10 克，冬瓜 250 克。

调料： 葱花、花椒粉、盐、水淀粉、植物油各适量。

做法：

1 干虾仁洗净浸泡；冬瓜去皮、瓤，洗净，切块。

2 炒锅内倒入植物油烧至七成热，下葱花、花椒粉炒出香味，放入冬瓜块、虾仁和适量水烩熟，用盐调味，用水淀粉勾芡即可。

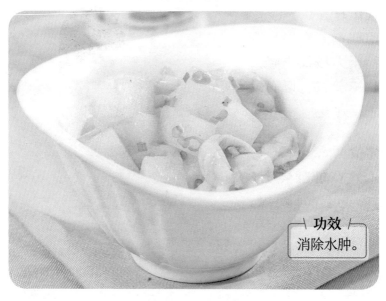

功效

消除水肿。

材料: 大米 100 克, 赤小豆 50 克, 鲤鱼 1 条（约 500 克）, 陈皮 3 克。

调料: 料酒、葱段、姜片、蒜末、盐各适量。

做法:

1 将赤小豆、大米淘洗干净, 分别用冷水浸泡 4 小时、30 分钟; 陈皮用温水浸软, 洗净; 鲤鱼去鳃、鳞、内脏, 冲洗干净, 用料酒充分浸泡去腥。

2 炒锅放油烧热, 下葱段、姜片、蒜末煸炒至香, 加入赤小豆、鲤鱼、陈皮及少量水, 煮沸后改用小火煨煮至鲤鱼熟烂后, 将鲤鱼捞出。

3 换一锅, 添上清水, 再加入大米, 续煮至粥成, 剔出鱼肉再放入粥内, 加盐调味即可。

健脾益肾，消除水肿

赤小豆鲤鱼粥

功效
减肥祛湿，
理气养胃。

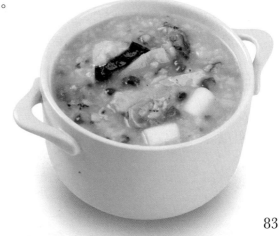

失眠

病因分析

与阳盛阴衰、阴阳失交、饮食不节、情志失常、劳倦、思虑过度，以及病后、年迈体虚有关。

对症取穴

百会穴、内关穴、涌泉穴、合谷穴。

常用食材

小麦、茯苓、龙眼肉、红枣、百合、莲子、猪心。

常用中药

磁石、龙骨、琥珀、灵芝、首乌藤、合欢皮、酸枣仁、刺五加、远志、柏子仁。

常用中成药

天王补心丹（丸）、柏子养心丸、脑乐静、养血安神片、安神健脑液、安神补心丸、珍合灵片、米仁安神颗粒（液）、复方枣仁胶囊、朱砂安神丸。

按揉内关穴

取穴原理	内关穴属于手厥阴心包经，能调补阴阳气血，通于阴维脉。该穴"络心系"，对心血管系统的功能有调整作用，具有宁心安神、理气止痛之功效。
功效主治	和胃降逆，宽胸理气。主治心绞痛、心律不齐、高血压、哮喘、胸痛等。
穴名由来	"内"，内外之内；"关"，关隘。该穴在前臂内侧要处，犹如关隘。

操作方法

用一只手的拇指，稍用力向下点压对侧手臂的内关穴后，保持压力不变，继而旋转揉动，每次按揉 20~30 下。

定位

本穴在前臂前区，手握拳或上抬，腕掌侧突出的两筋之间，距腕横纹三指宽。

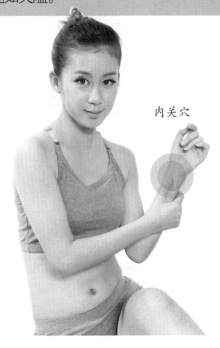

内关穴

香蕉百合银耳汤

养心安神，消除疲劳

材料： 香蕉 2 根，银耳 15 克，鲜百合 120 克，枸杞子适量。

做法：

1 银耳用清水泡透，撕成小朵，加水上笼蒸半个小时；鲜百合剥开洗净，去蒂；香蕉洗净，去皮，切成小片。

2 将上述材料放入炖盅中，加入枸杞子和适量清水，小火炖半小时即可。

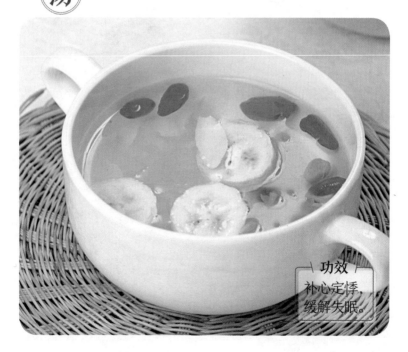

功效
补心定悸，缓解失眠。

材料：灵芝干品 3 ～ 5 片。

做法：把灵芝片剪成碎块，放入茶杯内，倒入沸水，盖盖子闷 10 分钟后饮用。

温馨提示：本方应在医生指导下使用。

灵芝茶

改善失眠，扶正固本

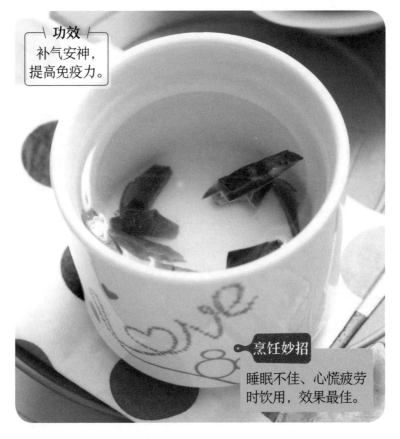

功效

补气安神，提高免疫力。

烹饪妙招

睡眠不佳、心慌疲劳时饮用，效果最佳。

87